DE LA RAGE.

St-Jean-d'Angély, imp. LEMARIÉ.

DE LA RAGE

Analyse des travaux parus jusqu'à ce jour sur cette maladie,

Présentée et lue le 16 Juillet 1863,

A LA

SOCIÉTÉ HISTORIQUE ET SCIENTIFIQUE

DE

St-JEAN-D'ANGÉLY,

PAR M. PH. GYOUX,

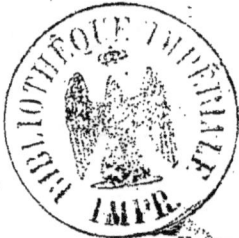

Docteur en Médecine, Docteur en Chirurgie;
Membre correspondant de la Société de médecine pratique;
De la Société Médico-pratique;
De la Société de Médecine et de Pharmacie de Limoges;
De la Société des sciences naturelles de la Rochelle;
Secrétaire de la Société historique et scientifique de St-Jean-d'Angély.

St-JEAN-D'ANGÉLY,

CHEZ LEMARIÉ, IMPRIMEUR-LIBRAIRE,

1863.

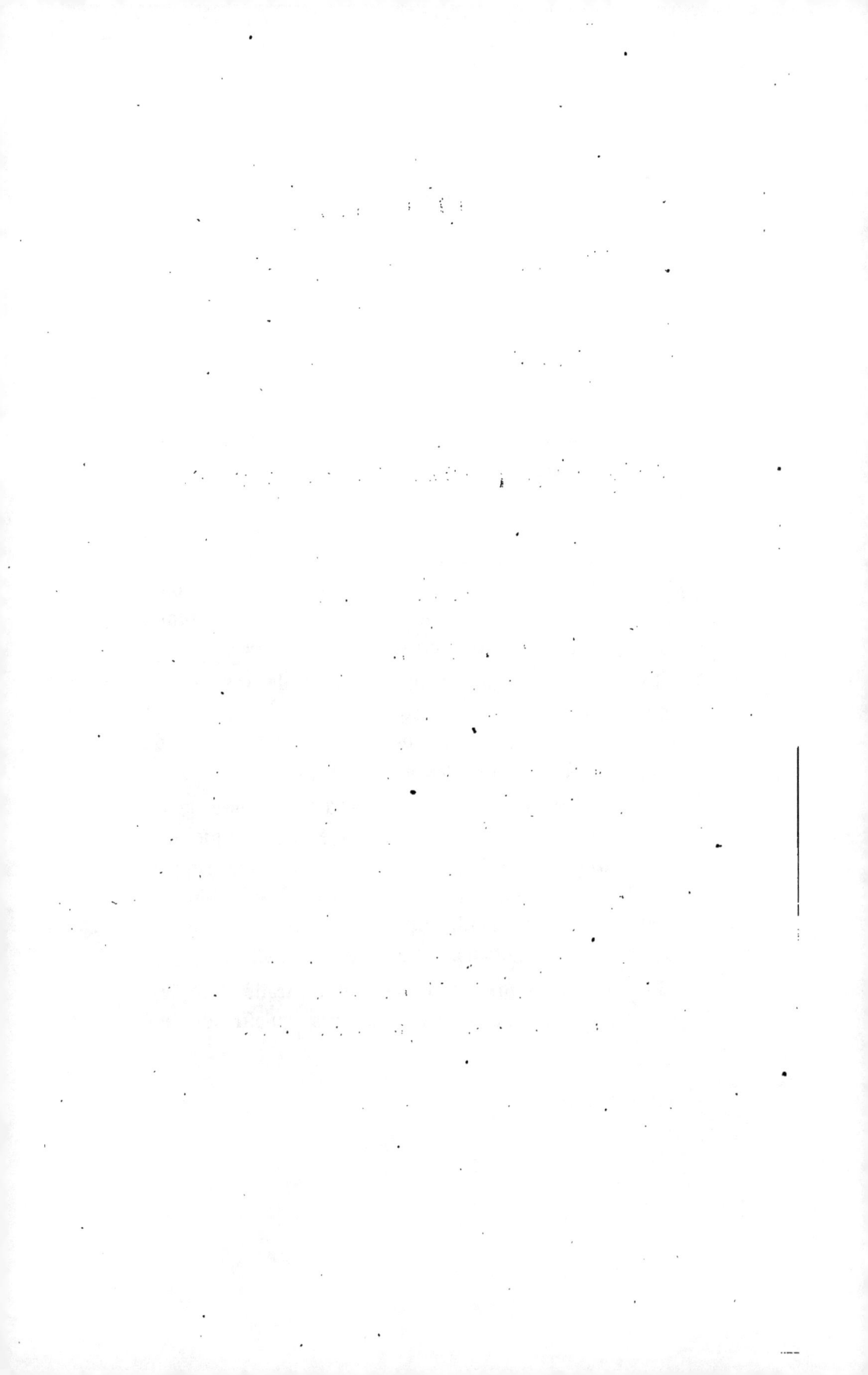

INTRODUCTION.

MESSIEURS,

S'il est une maladie terrible par ses conséquences, de laquelle nous pouvons tous être indistinctement atteints par suite de nos rapports avec les animaux domestiques, et qui offre de l'intérêt à être connue et étudiée, c'est assurément la *rage*, dont le nom seul glace d'épouvante les esprits les plus robustes, et dont la vue fait reculer d'horreur, non-seulement l'homme, mais les animaux eux-mêmes.

Je crois donc d'une utilité pratique de vous entretenir de cette affreuse maladie, afin de répandre, par votre intermédiaire des notions qui pourront servir de préservatif à ceux qui les auront acquises.

Je me fais en cela l'interprète d'une pensée généreuse émise du haut d'une tribune académique par M. *Bouley,* (1) qui, dans un remarquable rapport lu à l'Académie de médecine les 2 et 9 juin 1863, a indiqué comme le meilleur préservatif contre la rage, la vulgarisation de notions exactes sur cette affection.

Je n'ai pas la prétention d'écrire un traité complet; quoique je reconnaisse les avantages qu'offrirait un

(1) Professeur à l'Ecole vétérinaire d'Alfort.

semblable travail, je suis trop inexpérimenté pour l'entreprendre : je n'ai encore observé, en effet, dans ma courte carrière, qu'un cas de rage ; c'était chez un chien qui m'appartenait, et j'en ai conservé un pénible souvenir.

Si quelques uns de mes collègues n'ont rien à gagner à l'audition d'un travail auquel ils sont complétement initiés par les journaux spéciaux qu'ils reçoivent et les auteurs qu'ils possèdent, il n'en est pas de même, je crois, de plusieurs autres qui pourront trouver quelques enseignements utiles dans le résumé que je vous offre, et que vous trouveriez peut-être trop long si je n'avais pour excuse la gravité du sujet et la crainte d'omettre des détails importants.

DIVISION.

Je diviserai l'étude de la rage en six paragraphes :
1º *L'historique de la maladie ;*
2º Les *symptômes*, qui sont la partie la plus importante ;
3º La *marche et la terminaison de la maladie ;*
4º Les *causes de la rage ;*
5º Le *traitement ;*
6º Les *conclusions.*

Cette étude aura pour objet principal le *chien ;* mais j'ajouterai à chaque paragraphe ce qui sera spécial aux autres animaux et à l'homme.

I. HISTORIQUE.

La rage était connue de *Dioscoride,* célèbre pharmacographe grec, (1) qui nous a laissé tout un chapitre sur la *rage et les morsures, et piqûres faites par les animaux vénimeux* dans son traité de *matière médicale.*

Suivant quelques érudits, elle était connue d'*Aristote* lui-même.

Celse en parle, mais la description la plus complète que nous ayons de cette maladie par les auteurs anciens est celle que nous a fournie *Cœlius Aurelianus*, médecin latin, au livre III de son traité *de Acutis morbis* traduit en français par M. *Delattre*, en 1826. Cœlius Aurélianus signale déjà le développement spontané de cette affection.

Longtemps après, en 1702, *Richard Mead*, célèbre médecin anglais, publia une étude sur la rage dans son *Mechanical account of poisons* dont il donna en 1738 une édition corrigée, et *Van Swiéten*, consacra à cette maladie un article remarquable dans ses *aphorismes.*

En France, nous possédons :

1° Les *recherches sur la rage*, publiées en 1779 par *Andry*, l'un des médecins de Napoléon Ier, mort en 1829, travail qui a été inséré dans les mémoires de la *Société de médecine*, tome Ier;

2° La dissertation écrite en 1785 par *Enault* et *Chaussier* sur *la méthode de traiter les morsures des animaux*;

3° L'article inséré par MM. *Villermé* et *Trollié* dans le grand *Dictionnaire des sciences médicales.*

_____

(1) Il naquit à Anazarbe, ville de Cilicie; tout ce qu'on sait de l'époque à laquelle il vécut, c'est qu'il fut antérieur à Pline.

Enfin, de nos jours, la rage a été particulièrement étudiée par des auteurs recommandables et a fait l'objet de nombreuses communications auprès des Académies et des Sociétés savantes.

Plaçons en première ligne l'ouvrage publié à Londres, en 1845, par un vétérinaire anglais, *William Youatt*, sous le titre *The Dog*. M. Bouley, traduisit en 1847 cet ouvrage dans le *Recueil de médecine vétérinaire*, et vit sa traduction reproduite par le *Journal d'agriculture pratique*. Ce livre a ouvert une période nouvelle pour l'étude de la rage.

Puis vient l'enquête permanente ouverte en 1850, par M. *Dumas* (1), alors ministre de l'agriculture et du commerce, auprès du Comité consultatif d'hygiène de Paris. Les travaux de ce comité sont de temps à autre l'objet de rapports spéciaux, rédigés par M. le docteur *Tardieu*, professeur de médecine légale à la Faculté de Paris, rapports auxquels nous ferons de nombreux emprunts.

Ensuite, le rapport de *Renault* (2) sur la rage, lu à l'Académie de médecine en 1852, et les communications que cet illustre vétérinaire a faites sur le même sujet à l'Académie des sciences, à diverses reprises, et en particulier au mois de janvier 1863;

Le rapport présenté à l'Académie de médecine par le docteur *Bouchardat*, professeur d'hygiène à la Faculté de médecine de Paris et inséré dans le tome XVIII des *comptes-rendus* de cette Académie ;

---

(1) Sénateur et Membre de l'Institut.
(2) Mort cette année Inspecteur général des écoles vétérinaires.

Les *lettres sur la rage humaine*, deux brochures publiées en 1852, à Bar-le-Duc, par le docteur *Bellenger*, de Senlis; (1)

L'*étude sur la rage*, brochure publiée en 1856, par le docteur *LeCœur*, professeur à l'École de médecine de Caen;

Une brochure intitulée : *Cause de la rage et moyen d'en préserver l'humanité*, par les docteurs *Bachelet* et *Froussart*. (2)

En 1860, M. *Sanson*, membre correspondant de cette Société, rédacteur en chef du feuilleton scientifique de la *Presse*, et secrétaire-adjoint de la Société centrale de médecine vétérinaire, donna une bonne description de la rage dans la *Science pittoresque*, et publia à part une brochure sur le même sujet avec le titre : *Le meilleur préservatif de la rage*. Après l'ouvrage du vétérinaire Youatt popularisé d'abord par M. Bouley, le livre de M. Sanson est certainement le plus complet et le mieux écrit.

Un mémoire fut présenté en 1861, à l'Académie de médecine par le docteur *Boudin*, médecin militaire, sous le titre : *De la rage considérée au point de vue de l'hygiène publique et de la police sanitaire*.

Un autre mémoire a été publié en 1863 par M. le docteur *Vernois*, membre de l'Académie de médecine, dans les *Annales d'hygiène et de médecine légale*.

---

(1) Je ne cite ce travail qu'à cause de son étrangeté ; car les idées émises sont aussi extraordinaires que les raisonnements sur lesquels ces idées reposent.

(2) Valenciennes, 1857.

Enfin, je citerai comme la description la plus achevée le rapport que M. le professeur *Bouley* a lu sur le même sujet à l'Académie de médecine les 2 et 9 juin dernier. C'est ce rapport qui m'a suggéré l'idée de l'analyse que je viens vous soumettre, sur l'invitation qu'adresse le célèbre vétérinaire de répandre et de populariser les symptômes de la rage.

Mon analyse a puisé à ces diverses sources et à bien d'autres encore dont il serait trop long de vous faire ici l'énumération, quoique je fusse heureux d'éviter à ceux qui voudront étudier le même sujet, les fatigantes recherches auxquelles je me suis livré moi-meme.

II. SYMPTOMES.

Les symptômes seront divisés en deux classes : les *symptômes prodromiques*, ou avant-coureurs de la maladie, et les *symptômes de la rage confirmée*.

1° *Symptômes prodromiques.* — L'étude de ces symptômes est d'autant plus importante qu'elle permet d'éviter le mal, au lieu d'avoir à le combattre.

Une des erreurs les plus répandues sur la rage et une des plus funestes en même temps, c'est la pensée où l'on est, que le chien enragé est toujours en fureur, et que le mot *rage* est synonyme de *fureur*, ce qui peut amener les résultats les plus fâcheux par la tranquillité dont on jouit à l'endroit d'un chien calme et inoffensif en apparence.

Voici les symptômes qu'a décrits Youatt et qui sont l'expression la plus vraie de la maladie :

« Pendant plusieurs heures consécutives, le chien malade se retire dans son panier ou dans sa niche.

Il ne montre aucune disposition à mordre, et il obéit encore, quoique avec lenteur, à la voix qui l'appelle. Il est comme crispé sur lui-même, et sa tête est cachée profondément entre ses pattes de devant. Bientôt il commence à devenir inquiet; il cherche une *nouvelle place* pour se reposer, et ne tarde pas à la quitter pour en chercher une autre; puis il retourne à son lit, dans lequel il *s'agite* continuellement, *ne pouvant trouver une position qui lui convienne.* Du fond de son lit, il jette autour de lui un regard dont l'expression est étrange. *Son attitude est sombre et suspecte. Il va d'un membre de la famille à l'autre, fixe sur chacun des yeux résolus,* et semble *demander à tous,* alternativement, un remède contre le mal qu'il ressent. »

Une des particularités les plus curieuses et les plus importantes à connaître de la rage du chien, dit M. Bouley, c'est la persévérance chez cet animal, même dans les périodes les plus avancées de sa maladie, des sentiments d'affection envers les personnes auxquelles il est attaché. Ces sentiments demeurent si forts en lui que le malheureux animal s'abstient souvent de diriger ses atteintes contre ceux qu'il aime, alors même qu'il est en pleine rage. De là, les illusions fréquentes que les propriétaires des chiens enragés se font sur la nature de la maladie de ces animaux. Comment croire à la rage, en concevoir l'idée chez un chien que l'on trouve toujours affectueux, docile, et dont la maladie se traduit seulement par de la tristesse, de l'agitation et une sauvagerie inaccoutumée? Illusion redoutable, car ce chien, dont on ne se méfie pas, peut, malgré lui-même, faire une morsure fatale, sous l'influence d'une contrariété, ou, comme il arrive souvent, à la suite d'une correction que son maître aura cru devoir lui infliger, soit pour n'avoir pas obéi assez vite, soit pour avoir répondu à une première menace par un geste agressif aussitôt contenu.

Dans la plupart des cas, si les maîtres sont mordus, c'est dans des circonstances analogues à celles qui viennent d'être rappelées.

Le plus souvent, le chien respecte et épargne ceux qu'il affectionne. S'il en était autrement, les accidents rabiques seraient bien plus nombreux, car, la plupart du temps, les chiens enragés restent 24, 48 heures chez leurs maîtres, au milieu des personnes de la famille et des gens de la domesticité, avant que l'on conçoive des craintes sur la nature de leur maladie.

Vient ensuite le *délire rabique* décrit pour la première fois par *Youatt* et dont je crois devoir copier la description dans ce savant auteur :

« Ce délire se caractérise par des mouvements étranges qui dénotent que l'animal malade voit des objets et entend des bruits qui n'existent que dans ce que l'on est bien en droit d'appeler son imagination. Tantôt, en effet, l'animal se tient immobile, attentif, comme aux aguets; puis, tout-à-coup, il se lance et mord en l'air, comme fait, dans l'état de santé, le chien qui veut attraper une mouche au vol. D'autres fois, il se lance furieux et hurlant contre un mur, comme s'il avait entendu de l'autre côté des bruits menaçants.

Si la voix du maître vient à se faire entendre, dispersés par cette influence magique, tous ces objets de terreur s'évanouissent, et l'animal rampe vers son maître avec l'expression d'attachement qui lui est particulière.

Alors vient un moment de repos; les yeux se ferment lentement, la tête se penche, les membres de devant semblent se dérober sous le corps, et l'animal est prêt à tomber. Mais, tout-à-coup, il se redresse; de nouveaux fantômes viennent l'assiéger; il regarde autour de lui avec une expression sauvage, happe comme pour saisir un objet à la portée de sa dent, et se lance, à l'extrémité de sa chaîne, à la rencontre d'un ennemi qui n'existe que dans son imagination. »

En raisonnant par analogie, on est bien autorisé à admettre que se sont là des signes de véritables hallucinations telles que nous les observons chez l'homme dans la plupart des affections cérébrales.

M. *Duluc*, vétérinaire à Bordeaux, raconte le fait suivant :

« En 1845, je fus appelé à visiter un chien anglais de petite race, attaché par un lien fragile dans une chambre où jouaient deux enfants. On craignait qu'il ne fût enragé : il avait mordu une femme âgée deux jours auparavant, et le matin même il s'était jeté sur plusieurs chiens. De sa nature, c'était une bête excessivement douce et caressante. Quand j'entrai dans la chambre, il était couché sur une chaise; il dirigea sur moi un *regard étrange, indéfinissable, exprimant à la fois la tristesse et la fureur,* et il le tint fixé sur moi durant près de dix minutes; puis il détourna la tête; ses paupières s'abaissèrent, et il parut comme endormi.

« Peu après, la tête, l'emportant, entraîna tout le corps sur le plancher, où il tomba et sur lequel il se pelotonna comme s'il eût voulu se réduire au plus petit volume.

« Il n'était resté dans cette situation qu'un instant, lorsqu'il sembla se réveiller, ouvrit les yeux, et plusieurs fois de suite se précipita contre le mur.

« Sa maîtresse racontait qu'il chassait les mouches. On le remit sur sa chaise; presque aussitôt il s'affaissa sur lui-même et se laissa glisser de nouveau sur le plancher. Dans l'espace d'une demi-heure, le même fait se reproduisit, et huit fois environ, le chien, sortant de cette espèce de léthargie, sauta contre le mur, comme s'il eût voulu saisir quelque corps à sa portée. »

Il y a donc lieu de se préoccuper de la manifestation de ce phénomène.

Tels sont les symptômes que j'appelle *prodromiques* parce qu'encore la rage n'est pas confirmée. Ces symptômes sont au nombre de deux, et je ne saurais assez les signaler :

1° Sentiments d'agitation et d'inquiétude manifestés par le chien qui change continuellement de place;

2° Hallucinations manifestées par les bonds de l'animal qui s'élance sur un objet imaginaire.

Le premier de ces symptômes surtout est à considérer, et M. Bouley, en y insistant dans son rapport, l'appuie d'un fait qui suffira pour éveiller, à l'occasion de salutaires craintes.

« Dans la première semaine de novembre 1862, dit ce professeur, deux dames se rendirent à l'école d'Alfort avec une petite fille de quatre ans. C'était un mardi matin, et elles conduisaient à la consultation un chien à peine muselé, qu'elles avaient tenu sur leurs genoux, pendant tout le trajet de Paris à Alfort, en compagnie de la jeune enfant et qu'elles déclaraient être malade depuis le samedi précédent, c'est-à-dire depuis trois jours passés. Ce chien, disaient-elles, qui couchait dans leur chambre, ne les laissait pas dormir, tant il était agité. Toute la nuit, il était sur ses pieds, allant, venant, grattant le sol avec ses pattes. La veille, le lundi, elles avaient déjà conduit cet animal à l'École; mais, malheureusement, une consigne mal comprise leur avait fait fermer la porte, l'heure de la consultation étant passée, et elles s'étaient vues dans la nécessité de retourner à Paris, en compagnie de leur malade, toujours choyé par elles.

Ce chien était enragé. A peine avait-il franchi la grille de l'École, que son aboiement caractéristique entendu à distance, avait mis sur leurs gardes les élèves qui m'entouraient à la consultation. Ce ne fut qu'un cri dans leurs rangs : *un chien enragé!* et ce chien était encore loin, à l'extrémité de la grande cour.

Ce chien pouvait aboyer librement : sa muselière n'était pas étroitement serrée autour de ses mâchoires, dont le jeu était assez facile pour qu'il pût mordre. Et cependant, depuis trois jours qu'il était malade, il avait respecté ses maîtresses, dans la chambre desquelles il couchait. Dans ces deux voyages de Paris à Alfort, dans celui d'Alfort à Paris, porté sur leurs genoux, caressé par elles, il ne leur avait fait aucun mal, et n'avait même rien essayé de menaçant qui pût le leur rendre suspect.

L'enfant avait été moins heureuse. Le dimanche matin, le chien, agacé sans doute par quelque taquinerie, s'était jeté sur elle et l'avait mordue très-légèrement à la fesse.

Malgré cela, cependant, les personnes qui conduisaient ce malade à l'École, n'avaient encore à son égard, aucune inquiétude. Leur intention, disaient-elles, était de demander une consultation et de traiter elles-mêmes leur malade.

Comme je leur manifestais mon étonnement de la quiétude d'esprit dans laquelle elles étaient restées depuis trois jours, malgré les agitations continuelles de leur chien et l'acte d'agression tout-à-fait inaccoutumé qu'il avait commis envers leur enfant : « Qu'en savions-nous? me répondirent-elles, ce chien buvait très-bien et allait souvent boire ; pouvions-nous nous douter de la maladie dont vous le dites affecté? »

C'est qu'en effet, s'il est une erreur populaire à l'endroit de la rage c'est que l'animal, comme l'homme enragé, a toujours horreur du liquide, et cette horreur va si loin, que peu à peu le langage a substitué l'expression de ce symptôme au nom lui-même de la maladie; que la rage est désignée sous le nom d'*hydrophobie*, et qu'on appelle *hydrophobe*, tout homme ou tout animal enragé. C'est une expression fausse et dangereuse ; fausse, car le chien atteint de rage n'est point nécessairement *hydrophobe* ; il s'approche de l'eau, il lappe cette eau avec sa langue, et si la déglutition en devient quelquefois difficile, c'est qu'il éprouve une constriction du gosier. Cette difficulté de la déglutition de l'eau peut devenir telle que le chien fatigué de faire de vains efforts, plonge son museau dans l'eau et cherche à mordre comme dans un corps solide.

L'expression d'*hydrophobe* est dangereuse, car le public est tellement habitué à diagnostiquer la rage par le symptôme de l'*hydrophobie*, que l'on ne se défie jamais du chien qui boit et de celui qui n'a pas horreur de l'eau. Que de malheurs ont pu être la conséquence de cette erreur! Aussi, les deux dames citées par M. Bouley lui répondaient-elles : « Qu'en savions-nous? Ce chien buvait très-bien et allait souvent boire. »

Que d'erreurs se sont ainsi glissées dans le monde au point de vue de la médecine, et que de volumes l'on pourrait utilement écrire pour détromper le public! Le docteur *Richerand*, (1) l'avait déjà entrepris au commencement de ce siècle, et le docteur *Munaret*, de Lyon, (2) a continué ces intéressantes études dans son ouvrage : *Le médecin des villes et des campagnes*. Malgré le mérite de ces deux auteurs, leurs ouvrages sont incomplets et il y aurait encore beaucoup à dire.

Quoi qu'il en soit, l'*hydrophobie* n'est point un symptôme de la rage, puisque la plupart des chiens enragés ne sont pas *hydrophobes*, et ce symptôme ne peut jamais être caractéristique, puisque l'*hydrophobie* est un symptôme de plusieurs autres maladies, différentes de la rage, et entre autres de certaines affections nerveuses.

Dans un livre intitulé : *De la folie des animaux*,

---

(1) Richerand, professeur à la Faculté de médecine de Paris, publia en 1810, sur ce sujet, un livre intitulé : *Des erreurs populaires relatives à la médecine*.

(2) Médecin-inspecteur de l'établissement thermal de Neyrac (Ardèche).

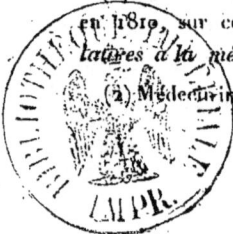

2

M. *Pierquin* raconte le fait suivant, qui vient à l'appui de cette proposition :

« Une dame, qui avait habitué un lévrier qu'elle possédait, à coucher sur son lit, s'aperçut un matin que ce chien en avait déchiré la couverture. Le jour même, elle le vit *boire plus souvent et une plus grande quantité d'eau à la fois qu'à son ordinaire*, bien qu'il eût peu mangé.

« Inquiétée par ce changement d'habitudes, la dame consulta un vétérinaire, qui ne trouva dans l'état de l'animal rien de bien inquiétant.

« Le lendemain, au moment où elle offrait à son lévrier quelque chose à manger, celui-ci la mordit légèrement au bout du doigt, près de l'ongle. Cela se passait le 26 décembre. Le 27, le chien mourut. « *Il n'avait*, dit M. Pierquin, *cessé de boire très-abondamment jusqu'à la fin.*

« Le 4 février suivant, la rage se déclarait chez la malheureuse dame, et, le 7, elle y succombait. »

Ce fait et bien d'autres que je pourrais citer, prouvent que loin d'avoir horreur de l'eau, le chien qui devient enragé recherche le liquide, probablement à cause d'une grande sécheresse de la bouche et du gosier.

2° *Symptômes de la rage confirmée.*—A cette période, les symptômes signalés plus haut augmentent d'intensité. L'agitation du chien devient extrême. Il *va, vient, rôde* incessamment d'un coin à un autre, continuellement il *se lève, se couche* et *change de position* de toutes manières. Il dispose son lit avec ses *pattes*, le refoule avec son *museau*, pour l'amonceler en un *tas* sur lequel il semble se complaire à *reposer sa poitrine;* puis, tout à coup, il se redresse et *rejette tout loin de lui.* S'il est enfermé dans une niche close, il ne reste pas un seul moment en repos, et tourne incessamment d'un coin à un autre. S'il est en liberté, il semble à la *recherche d'un objet perdu,* et *fouille tous les coins et recoins de la chambre avec une violente ardeur qui ne se fixe nulle part* (1).

Il peut arriver cependant que cette agitation fasse défaut. M. Sanson (2) raconte qu'un chien qui lui fut présenté, n'avait offert jusque-là pour tout symptôme que le *délire rabique.* Il le fit solidement attacher dans une niche, placée tout exprès au coin d'un grand jardin clos de murs élevés, attendu qu'il avait été mordu par un autre chien suspect. Ce pauvre animal, que les brusqueries très-fréquentes d'un maître passablement brutal avaient rendu timide et craintif, mourut sans avoir manifesté la moindre intention de mordre qui ou quoi que ce soit, et ne cessa de manger et de boire qu'à dater du moment où la paralysie des muscles de la mâchoire et du gosier ne lui permit plus de mâcher ni de déglutir.

—Le chien atteint de rage ne refuse pas sa nourriture au début, pas plus que l'eau; ce n'est que plus tard, lorsque survient la paralysie des muscles du gosier, qu'il se trouve dans l'impossibilité d'avaler; un sentiment de sécheresse dans la gorge s'ajoute à ce phénomène, et l'animal, qui souffre, cherche à se débarrasser de son mal en frottant ses joues avec ses pattes de devant, et

---

(1) *Youatt,* loco citato.
(2) *Loc. cit.,* page 23.

fait les mêmes efforts que lorsque quelque os est engagé dans son pharynx. Des erreurs malheureuses ont souvent été commises à ce sujet, et des maîtres ont été assez imprudents pour pénétrer avec leurs doigts dans l'arrière-bouche de leur chien.

Un vétérinaire de Lons-le-Saulnier, M. *Nicolin*, est mort, en novembre 1846, victime de la rage qu'il avait contractée en examinant la cavité buccale d'une petite chienne qui, au dire de son maître, devait avoir dans la gorge quelque chose qui l'empêchait de manger. Ce malheureux praticien, trop confiant dans ce qu'on lui disait, n'avait pas assez examiné la chienne, en apparence inoffensive, qu'on lui présentait, et s'était mépris sur la nature réelle de la cause qui empêchait chez cette chienne la déglutition.

— Il existe le plus souvent une *dépravation de l'appé-tit* telle, que l'animal accorde la préférence aux matières étrangères à l'alimentation, de sorte que l'on trouve, à l'autopsie, des morceaux de bois, du vieux cuir, des crins, de la paille, du charbon. Youatt assure même que cette dépravation du goût va, dans quelques cas, jusqu'à porter le chien enragé à dévorer sa propre fiente.

M. Bouley, qui pendant longtemps n'avait pu constater le fait, le signale dans son rapport, ce qui lui donne une plus grande créance.

— La *bave* n'est point un symptôme caractéristique de la rage, comme le croit le vulgaire. Chez les chiens les mieux portants on observe de la salive filante ou écumeuse, sans qu'il y ait rien d'inquiétant. Dans le début de la rage, au contraire, ainsi que je l'ai déjà dit, l'arrière-bouche est sèche, et il se manifeste une soif intense que l'animal ne peut pas toujours satisfaire. Il est vrai que vers la fin de la maladie la paralysie du pharynx ne permet pas à l'animal d'avaler sa salive, qui s'écoule extérieurement, suivant les lois de la pesanteur.

Il existe, du reste, une sorte de rage, appelée *rage mue* ou *muette*, dans laquelle le chien ne bave jamais. Ses mâchoires sont largement ouvertes, soit par suite d'une inflammation intense de la bouche, soit plutôt par suite d'une paralysie des muscles de cette région. L'animal n'a plus de voix, et ne fait pas entendre l'aboiement caractéristique dont il sera question plus loin. La bave ne peut donc être d'aucune utilité pour le diagnostic de la rage.

— Le vomissement de sang est, le plus souvent, un symptôme de rage ; que le vomissement soit *idiopathique* (1), ou que le sang provienne de lésions produites sur la muqueuse de l'estomac par des corps durs, à pointes acérées, avalés par l'animal.

M. Bouley avoue qu'il a failli lui-même être victime en diagnostiquant une simple hémorrhagie, alors que celle-ci était liée à la rage.

Il faut donc se tenir en garde contre un chien qui vomit le sang.

— L'*aboiement* du chien enragé est tellement caractéristique, disent tous les auteurs, qu'il suffit de l'avoir entendu une fois pour ne plus s'y tromper. Il serait

----

(1) De deux mots grecs qui signifient : *maladie existant par elle-même, et non par le fait d'une autre cause.*

difficile de donner une description de ce hurlement. Qu'il me suffise de dire qu'il est rauque et fêlé et qu'il a quelque analogie avec la toux du croup.

Ce signe, qui est un des plus certains, a suffi souvent pour faire reconnaître la rage sans qu'on eût observé d'autres symptômes.

M. Bouley raconte que deux élèves, rentrant un dimanche soir à l'école d'Alfort, entendirent le hurlement de la rage, poussé par un chien de garde dans une maison voisine. Ils s'empressèrent de prevenir le propriétaire du danger qui le menaçait. Le chien, heureusement, était encore à l'attache et y fut maintenu toute la nuit. Le lendemain, on le conduisit à l'École, où il fut reconnu enragé, au grand-étonnement de son maître, qui ne pouvait croire que cet animal, *si docile encore, si caressant, et qui lui obéissait comme en santé,* était atteint d'une aussi redoutable maladie. L'animal succomba, après avoir montré successivement tous les symptômes de la rage.

— Le chien enragé n'est point insensible à la douleur, mais il y est beaucoup moins sensible qu'en état de santé. L'anglais *Ellis,* auteur d'un *Guide du Berger,* rapporte que dans un chenil de Godderden, des grooms présentèrent à un chien enragé un tisonnier rougi du feu, et que l'animal le saisit avec fureur et le conserva dans sa gueule, au point qu'elle fut affreusement brûlée.

La même expérience a été faite plusieurs fois depuis par M. Bouley, qui toujours a vu le chien ne s'éloigner qu'après avoir mordu la barre rougie à blanc.

Cette insensibilité n'est pas particulière au chien; on a vu des chevaux se ronger la peau des flancs avec les dents.

Le chien se mord également, et s'en prend quelquefois à sa queue, qu'il cherche à arracher.

« Il y a quelques années, raconte M. Bouley, je fus appelé à examiner, chez M. le comte *Demidoff*, à Paris, un chien épagneul qui portait à la base de la croupe et à l'origine de la queue une plaie de la largeur d'une pièce de cinq francs, très-vive et saignante. On me donna pour tout renseignement que cette plaie n'avait apparu que depuis quelques heures. J'examinai cet animal, *il était très-gai encore en apparence, obéissait à la voix qui l'appelait, venait à vous docilement, en agitant la queue.*

« Rien ne pouvait faire soupçonner le début de la rage. Aussi fus-je mis en défaut, d'autant plus facilement que, débutant alors, je ne connaissais la rage que dans sa période d'exacerbation et de fureur. Je pris la plaie pour une de ces dartres vives, si communes chez le chien, et ordonnai un traitement approprié, en recommandant toutefois, pour motif de propreté, de ne pas laisser coucher ce chien dans l'appartement et sur le lit de son maître, comme il en avait l'habitude.

« On le fit coucher sur le palier de l'escalier.

« Le lendemain matin, un domestique, en montant, trouva sur les premières marches de l'escalier la queue de l'épagneul favori complètement détachée du tronc, il se l'était lui-même rongée avec les dents.

« Etonné et dégoûté d'un pareil accident, M. Demidoff, sans s'en rendre compte, fit mettre un collier à son chien, et ordonna au domestique de le conduire en lesse à Alfort. Le chien fit le long trajet de la rue Saint-Dominique à l'École sans présenter aucun signe extraordinaire, et sans que le domestique qui le tenait à l'extrémité de sa chaîne se doutât qu'il était suivi de si près par un chien enragé.

« Arrivé aux hôpitaux, cet animal, avec sa queue tronquée et saignante, sa *gueule bleuâtre* et son *œil égaré*, avait une physionomie trop caractéristique pour que je ne fusse pas mis sur la voie de sa maladie. Il fut conduit prudemment au chenil, où, sous l'influence de l'excitation des aboiements et des hurlements des autres chiens, un accès de rage furieuse ne tarda pas à se déclarer.

« Deux jours après, il était mort. »

Il est donc prudent de tenir pour suspect le chien qui est moins sensible à la douleur, et qui, par exemple, recevant une correction de son maître, ne pousse pas les cris et les hurlements qu'on est habitué à entendre dans les mêmes circonstances. C'est déjà un indice qui peut mettre sur la voie du diagnostic et venir à l'appui d'autres renseignements fournis sur l'animal.

— Mais le symptôme qui est le plus important à noter et qui est employé comme *criterium* de la rage, c'est l'attitude du chien enragé en présence d'un autre animal de son espèce ; aussitôt un accès de rage s'empare du malade, qui se lance sur l'autre et le mord autant qu'il le peut.

Cette impression de la vue d'un chien n'est pas propre au chien lui-même. Tout autre animal enragé ressent la même fureur à l'aspect d'un chien : le cheval, le bélier et le mouton lui-même, si doux ordinairement, éprouvent, lorsqu'ils sont atteints de rage, le besoin de se jeter sur le chien et de l'attaquer par leurs moyens ordinaires : le cheval, à coups de pieds ; le mouton, à coups de cornes.

On a, du reste, observé que si dans un troupeau de moutons la rage vient à en atteindre quelques-uns, ils se ruent plutôt sur le chien qui les garde que sur leurs semblables.

M. Sanson (1) raconte qu'en 1854, il alla visiter le bétail d'une ferme appartenant au maître de poste de Buzançais (Indre), dont plusieurs sujets avaient été mordus précédemment par un chien soupçonné de rage. Au moment de sa visite, deux bêtes étaient déjà mortes, et il trouva attachés au dehors de la ferme, une vache et deux taureaux; ces animaux étaient dans une grande agitation et poussaient des mugissements plaintifs. Le plus âgé des taureaux, qui paraissait plus calme que les deux autres bêtes, lui servit à essayer l'usage du réactif en question. Un chien de la ferme, qui avait été mordu lui-même, fut amené devant ce taureau. Chaque fois, sa vue provoqua la venue d'un accès terrible, et sous l'influence de ces excitations répétées, l'état du taureau atteignit promptement le degré où en étaient déjà arrivées les deux autres bêtes.

Le même phénomène servit fortuitement de moyen de diagnostic dans le cas suivant dû à M. Bouley :

« Il y a une vingtaine d'années, dit-il, une personne conduisit à Alfort, dans un cabriolet de place à deux roues, un fort joli chien de chasse qui fut placé, non muselé, dans le fond de la voiture, c'est-à-dire sous les jambes de son maître et du cocher. Pendant tout le trajet, et malgré l'excitation que pouvait lui causer la présence

---

(1) *Loco citato*, page 41.

d'une personne qui lui était étrangère, ce chien resta inoffensif. La voiture entra dans l'Ecole jusqu'à la cour des Hôpitaux, et là, le propriétaire du chien le prit dans ses bras et le porta dans mon cabinet, où je me rendis. Il me donna pour renseignement que, depuis deux jours, cet animal était triste et refusait de manger. N'étant pas alors en garde, comme je le suis aujourd'hui, contre la rage et ses modes insidieux de manifestation, je plaçai ce chien sur mes genoux pour l'examiner de plus près. J'étais en train de soulever les lèvres pour me rendre compte de la coloration des muqueuses, lorsqu'un caniche qui m'appartenait entra dans mon cabinet. Dès qu'il l'aperçut, le chien que j'examinais m'échappa des mains sans essayer de me mordre, et se rua sur le caniche, qui parvint à l'éviter sans essuyer de dommages. Ce mouvement inattendu et tout à fait inhabituel au caractère de cet animal, d'après ce que me dit son maître, fut pour moi un trait de lumière. Je soupçonnai la rage. Le chien fut immédiatement séquestré, et, trois jours après, il succombait à cette maladie. »

Une expérience très-remarquable fut faite il y a quelques années à Alfort, par Renault, de regrettable mémoire. Le virus rabique fut inoculé à un cheval, et, après avoir provoqué sur cet animal des accès de rage par divers moyens, on eut l'idée de faire apporter un chien qui fut déposé dans la mangeoire. Le cheval parut n'y faire aucune attention ; il se contenta de le repousser du nez. On remplaça le chien par un mouton, et aussitôt le cheval éprouva un paroxysme de fureur pendant lequel il déchira la malheureuse bête.

Or, il faut dire que Renault avait pris sur un mouton le virus inoculé au cheval.

Il semblerait en résulter cette conclusion, que l'animal enragé n'éprouve pas un accès de rage en présence du chien en particulier, mais bien à la vue de celui qui a fourni le virus.

Mais ce fait a besoin d'être reproduit plusieurs fois avant d'être accepté comme vrai.

— M. Bouley signale le développement exagéré du sens génital. Ce symptôme n'est pas indiqué par les autres auteurs, mais il paraît qu'il se manifeste réellement. La première démonstration est un accès de rage suivi aussitôt après de caresses passionnées que ne semble pas partager l'animal qui en est l'objet. Après cet accès érotique survient un nouvel accès de rage, et ainsi de suite jusqu'à ce que l'animal, épuisé, tombe dans l'état de prostration qui est le prélude de la paralysie à laquelle il succombe.

— Dès les premiers symptômes de la rage, le chien ne quitte pas le toit de son maître, ainsi que je l'ai dit plus haut, ; mais lorque la maladie est confirmée, il semble craindre que sa présence prolongée plus longtemps ne lui devienne fatale, et il fuit.

Le chien enragé dont j'ai parlé et qui m'appartenait, après avoir passé la nuit dans une agitation telle que tous les gens de la maison furent privés de sommeil, s'échappa dès le matin par la porte entr'ouverte, et partit pour ne plus revenir. Dans le courant de la journée, il fut trouvé noyé dans un petit ruisseau qui coulait à peu de distance.

Une fois parti du toit de son maître, le chien succombe, le plus souvent, après plusieurs jours d'absence, mais

quelquefois un sentiment d'affection le ramène au logis,
où il arrive exténué, couvert de sang et de boue. C'est
alors qu'on s'empresse autour de lui, qu'on l'entoure de
soins, qu'on le caresse. La malheureuse bête ne peut plus
contenir le besoin de mordre, et elle, d'ordinaire si douce
et si affectueuse, s'en prend à tous ceux qui cherchent
à l'aborder.

M. Duluc, que j'ai déjà cité, fut appelé un jour pour
voir une chienne qui venait de rentrer couverte de boue et
fatiguée, après avoir couru pendant vingt-quatre heures,
se jetant sur tous les animaux de son espèce qu'elle
avait rencontrés sur son passage, sans pouvoir les mordre
toutefois, attendu qu'on avait eu heureusement la pré-
caution de lui mettre une muselière.

Elle obéissait avec docilité à la voix de son maître.
Aussitôt qu'elle l'entendait, son regard devenait inquiet,
ses yeux se fixaient sur les siens et y demeuraient attachés
tout le temps qu'il lui parlait, mais la queue restait immobile, serrée entre les jambes, sans jamais s'agiter en signe
de joie, comme celle des chiens bien portants.

Cette bête nourrissait un petit chien de deux mois,
dont elle était mère. M. Duluc le lui présenta : elle ne
mit aucune opposition, d'abord, à ce qu'il lui prît la
mamelle; mais un moment après, elle le rejetta avec
ses pattes sans chercher à le mordre; elle se contenta
de faire entendre une espèce de grognement. Plusieurs
fois le jeune chien voulut revenir à la mamelle; toujours il fut repoussé, mais sans morsures.

Depuis plusieurs jours, cette chienne mangeait avec
moins d'appétit; mais *elle buvait autant que de coutume.*

Le lendemain matin, elle alla audevant de son maître,

qui lui ôta sa muselière et lui présenta à boire. Elle lapa longtemps et *but avec une sorte d'avidité*. Rassuré par là, du côté de l'hydrophobie, celui-ci crut pouvoir la détacher sans danger, pour la laisser courir librement dans le jardin. Elle s'y lança aussitôt à toute vitesse, en faisant entendre des aboiements entremêlés de hurlements tout à fait étranges par leur timbre et leur modulation.

Intimidé par ces simptômes inusités, le maître se hâta de rappeler la bête, qui obéit, mais avec une certaine hésitation, cependant on profita de ses bonnes dispositions pour la remettre de nouveau à l'attache. Elle y était à peine, qu'un canard venant à passer à sa portée, elle se précipita sur lui avec fureur et lui cassa la patte d'un coup de dent. Autant en fit-elle pour une jument qu'un domestique avait placée trop près dans la journée; celle-ci fut mordue fortement à la lèvre supérieure.

Le doute ne pouvant plus exister, la chienne fut sacrifiée ainsi que son petit. Quant à la jument, bien que sa plaie eût été cautérisée très-profondément trois heures après l'accident, elle devint enragée le vingt-cinquième jour.

Tels sont les symptômes principaux de la rage, symptômes qui sont suffisants pour reconnaître cette maladie. Ce n'est pas à dire qu'ils seront nécessairement tous réunis, mais l'observation de l'un d'eux est suffisante pour que l'on se défie de l'animal et qu'on le surveille. Il est évident que si au lieu d'un seul symptôme, on en constate un plus grand nombre, la probabilité augmentera d'autant, et la défiance devra devenir plus grande.

Je n'ai rien à dire de particulier sur la rage dans les autres espèces animales. Quant à l'homme, lorsque les symptômes rabiques sont déclarés chez lui, il est malheureusement trop tard pour les conjurer, et une étude de ces symptômes devient au moins inutile pour les gens du monde.

Il est plus important, je crois, de résumer en peu de mots les symptômes de la rage confirmée, qui sont au nombre de huit :

1° Exagération de l'état d'agitation et d'inquiétude, témoignages plus grands d'affection pour ses maîtres ;

2° Soif intense que l'animal ne peut pas toujours satisfaire, difficulté dans la déglutition, refus de nourriture ou dépravation dans le goût pour les aliments ;

3° Vomissement de sang ;

4° Aboiement caractéristique, excepté dans la *rage mue;*

5° Diminution de la sensibilité ;

6° Accès de la rage éclatant, soit à la vue d'un semblable, soit à la vue d'un autre animal ;

7° Exagération du sens génital ;

8° Départ de la maison, et retour après quelques jours d'absence.

III. MARCHE ET TERMINAISON DE LA MALADIE.

Les symptômes décrits vont en augmentant d'intensité et alors éclate *l'accès* de rage si admirablement décrit par M. Bouley, et que je transcris littéralement, de peur de défigurer un tableau aussi parfait :

« La physionomie du chien est terrible.

« Son œil brille d'une lueur sombre et qui inspire l'effroi, même lorsqu'on observe l'animal à travers la grille de la cage où on le tient enfermé. Là, il s'agite sans cesse; à la moindre excitation, il se lance vers vous, poussant son hurlement caractéristique. Furieux, il mord les barreaux de sa niche et y fait éclater ses dents. Si on lui présente une tige de bois ou de fer, il se jette sur elle, la saisit à pleines mâchoires et mord à coups répétés.

« A cet état d'excitation succède bientôt une profonde lassitude; l'animal épuisé se retire au fond de sa niche, et là, il demeure quelque temps insensible à tout ce qu'on peut faire pour l'irriter. Puis tout à coup il se réveille, bondit en avant et entre dans un nouvel accès.

« Quand on introduit un chien dans la niche de cet animal en plein accès de rage, son premier mouvement n'est pas toujours d'attaquer et de mordre. Au contraire, la présence de la malheureuse victime qu'on lui livre, que ce soit un mâle ou une femelle, excite en lui le sens génital, et il témoigne par des caresses et des attouchements, dont la signification n'est pas douteuse, les ardeurs qu'il ressent.

« On le voit, en effet, flairer et lécher d'abord les organes génitaux de la pauvre bête qu'on a mise en rapport avec lui. Puis il se rapproche de sa tête et la lèche également. Pendant ces manifestations passionnées la victime a connu le pressentiment du terrible danger dont elle est l'objet; elle exprime son effroi par le tremblement de tout son corps et cherche à se tapir dans un des coins de la niche.

« Et de fait, il faut moins d'une minute pour que l'animal malade entre en rage et se jette sur sa victime avec fureur. Celle-ci réagit rarement ; elle ne répond d'ordinaire aux morsures qu'en poussant des cris aigus qui contrastent avec la rage silencieuse de l'agresseur, et elle s'efforce de dérober sa tête aux atteintes dirigées surtout contre elle, en la cachant profondément sous la litière et sous ses pattes de devant. Une fois passé ce premier moment de fureur, l'animal enragé se livre à de nouvelles caresses, suivies bientôt d'un nouvel accès.

« S'il est libre, il se lance devant lui, d'abord avec une complète liberté d'allures, et s'attaque à tous les êtres vivants qu'il rencontre, mais de préférence au chien ; en sorte que c'est une heureuse chance pour l'homme qui peut être exposé à ses coups, qu'il se rencontre à propos un chien dans son voisinage, sur lequel l'enragé puisse assouvir sa fureur.

« L'animal ne conserve pas longtemps une démarche libre. Épuisé par les fatigues de ses courses, par les accès de fureur auxquels il a trouvé, en route, l'occasion de se livrer, par la faim, par la soif, et aussi, sans doute, par l'action propre de sa maladie, il ne tarde pas à faillir sur ses membres. Alors il ralentit son allure et marche en vacillant. Sa queue pendante, sa tête inclinée, sa gueule béante d'où s'échappe une langue bleuâtre et souillée de poussière, lui donnent une physionomie très-caractéristique.

« Dans cet état, il est bien moins redoutable qu'au moment de ses premières fureurs. S'il attaque encore, c'est lorsqu'il trouve sur la ligne qu'il parcourt l'occasion de satisfaire sa rage. Mais il n'est plus assez excitable pour changer de direction et aller à la rencontre d'un animal ou d'un homme qui ne se trouve pas immédiatement à la portée de sa dent.

« Bientôt son épuisement est tel qu'il est forcé de s'arrêter. Alors il s'accroupit dans les fossés des routes et y reste sommeillant pendant de longues heures. Malheur à l'imprudent qui ne respecte pas son sommeil; l'animal réveillé de sa torpeur, récupère souvent assez de force pour lui faire une morsure. (1) »

La paralysie gagne les membres postérieurs et le tronc, envahit ensuite les muscles de la poitrine et de la gorge et produit ainsi l'asphyxie, après trois ou quatre jours de maladie.

IV. — CAUSES DE LA RAGE.

Origine de la rage. — Quelques auteurs tels que Renault et M. le docteur *Boudin* ne croient pas au développement spontané de la rage. Pour eux, les chiens ne deviennent enragés qu'à la suite de morsures, et ils assimilent le développement de la rage à celui de la syphilis et des autres maladies virulentes.

Le plus grand nombre au contraire pense que la rage se développe spontanément chez le chien; mais on ne peut étayer cette opinion de preuves irréfutables, attendu qu'il faudrait pouvoir séquestrer tous les chiens depuis leur naissance jusqu'à leur mort, les isoler du contact de tous les autres animaux, et observer si la rage se développe spontanément chez eux.

---

(1) Rapport précité.

Bourgelat avait tenté ces expériences sur quelques sujets qui n'ont donné qu'un résultat négatif; mais ce n'est pas une raison suffisante pour démontrer que cette hypothèse n'est pas fondée, attendu qu'un seul cas suffirait pour établir que la rage peut être spontanée.

Dans son rapport au Conseil d'hygiène, M. le professeur Tardieu a noté deux exemples de rage spontanée chez le chat : l'un, qui parut s'être développé à la suite d'une large brûlure, l'autre, chez une chatte rendue furieuse par l'enlèvement de ses petits. Il me semble que ces deux faits tendraient à résoudre la question dans le sens du développement spontané de la rage dans la race canine.

Pour ceux qui croient à la spontanéité de la rage, il faut une cause efficiente à laquelle on puisse rattacher le germe de la maladie. Plusieurs observateurs l'attribuent à la privation des rapports sexuels, à l'époque du rut.

C'est à cette opinion que paraît s'être rattaché M. le docteur *Blatin* (1), vice-président de la Société protectrice des animaux, qui demande que l'équilibre soit rétabli entre les sexes et que, pour arriver à ce résultat, la taxe imposée sur les chiennes soit moindre que celle appliquée aux chiens.

Le plus grand argument en faveur de cette théorie, c'est qu'en Orient, où les chiens vaguent librement, la rage est, dit-on, inconnue. Il est incontestable que la rage est plus rare en Orient que chez nous, mais elle n'y est pas inconnue, puisque les médecins sanitaires qui ont été chargés d'une enquête en ont recueilli 39 cas.

De plus, comment expliquer que le loup et le renard, qui vivent à l'état sauvage, deviennent enragés sponta-

---

(1) *De la rage chez le chien et des mesures préservatrices.*-- 1863.

nément? Le chat lui-même, qui n'est jamais attaché, et qui court assez librement, pourquoi contracte-t-il la rage spontanément?

Une nourriture trop substantielle et la privation des aliments ont été tour à tour réputées comme cause de la rage, et cependant on n'a jamais pu faire naître artificiellement cette affection.

On a dit également que, si le chien devient spontanément enragé, c'est parce qu'il ne transpire pas par la peau; ce qui est une erreur, car la peau du chien transpire réellement, quoique la sueur soit moins sensible que chez les autres animaux.

M. Sanson, passant en revue ces prétendues causes, n'en trouve aucune assez sérieuse pour l'accepter, et conclut que nous ne savons pas grand'chose sur l'origine de la rage.

C'est la conclusion qui me paraît la plus sage.

Je ne terminerai pas ce paragraphe sans rapporter une nouvelle cause signalée à l'Académie de médecine (1) par M. *de Morenhaut*, agent diplomatique français.

Appelé par ses fonctions à résider successivement dans diverses parties du monde, cet observateur dit s'être convaincu par l'expérience que la rage provient toujours primitivement de la morsure d'un animal auquel le virus rabique appartient en propre.

Cet animal est le *putois*, désigné dans différents pays sous le nom de *mustula*, de *viverra*, de *mephitis*, etc.

---

(1) Séance du 21 juillet 1863.

Deux fois, en 1815 et en 1819, M. de Morenhaut a vu en Europe des chiens mordus par des putois devenir enragés.

Au Chili, où existe une espèce de putois (*zovilla*, de Buffon), il a constaté, de 1826 à 1828, des cas de rage, tandis que dans d'autres pays où le putois n'existe pas, comme en Polynésie, sur la terre de Van Diémen, en Australie, il s'est assuré, de 1829 à 1846, que la rage est inconnue. Arrivé à Monterey en 1846, il constata que, dans la haute et basse Californie, dans la Senora, l'opinion générale attribuait la rage à la morsure du putois, mais surtout d'une espèce particulière de mouffette, et l'auteur confirme cette opinion par une foule d'observations entourées de toutes les garanties d'authenticité. Ce serait une matière jaune, sécrétée dans la bouche du putois, qui constituerait le virus rabique, dont l'animal ne ferait ordinairement usage que pour sa défense personnelle. M. de Morenhaut a vu mordre sous ses yeux un chat qui est devenu enragé au bout de quelques jours ; il a connu des enfants, morts également enragés des suites de la morsure de la *zovilla*.

Cette opinion est trop nouvelle et trop peu expérimentée pour qu'on puisse se prononcer. Qu'il me suffise de dire que le travail de M. de Morenhaut a été renvoyé à la Commission de la rage, qui nous éclairera plus tard sur sa valeur.

Influence des saisons sur le développement de la rage. — « C'est une opinion très-répandue, dit le docteur Boudin, que la rage canine se manifeste surtout et exerce ses plus grands ravages à l'époque des plus grandes chaleurs de l'année, dans les mois de juin, juillet et août. La police elle-même contribue à affermir cette idée dans l'esprit des populations, en renouvelant ses prescriptions et en faisant afficher ses ordonnances au retour de la saison supposée la plus menaçante.

« Une fois cette saison passée, les populations s'endorment dans une quiétude absolue. Voilà où est le danger (1). »

Il semblerait, en effet, que la saison des pluies est la plus favorable au développement de la rage, d'après M. *Rey*, professeur à l'École vétérinaire de Lyon, qui a recueilli pendant quinze ans les cas de rage observés à cette École.

Sur 191 cas de rage relevés pendant dix ans à l'École d'Alfort, on trouve :

En Janvier,	20 cas.
Février,	10
Mars,	21
Avril,	25
Mai,	16
Juin,	18
Juillet,	13
Août,	16
Septembre,	16
Octobre,	10
Novembre,	14
Décembre,	12
TOTAL..........	191

Les mois les plus chargés sont : avril, mars et janvier; les moins chargés sont : février, octobre, décembre, juillet

---

(1) Mémoire déjà cité.

et novembre; et enfin ceux qui tiennent le milieu sont : juin, mai, août et septembre.

Le mois d'avril, qui est ordinairement le plus pluvieux, donne en dix ans 25 cas, tandis que le mois de juillet le plus chaud n'en fournit que 13, et le mois de décembre 12.

M. Tardieu fait à cette statistique une objection sérieuse; c'est que, dans ce tableau, on ait tenu compte seulement de l'époque à laquelle éclate la rage. La rage peut avoir été contractée dans la saison chaude et ne faire explosion que dans la saison froide. C'est moins l'époque à laquelle la rage se déclare que celle à laquelle elle peut être plus fréquemment inoculée, qu'il faut préciser. Il résulte du rapport de M. Tardieu, que sur 304 cas de morsures virulentes, 183 ont été faites dans la saison chaude, de mars en août, et 121 dans la saison froide, de septembre en février. On trouve ainsi une différence d'un tiers, en faveur de la saison chaude.

J'ai à présenter une observation au sujet de cette division des saisons. Je considère le mois de mars comme faisant bien rarement partie de la saison chaude, et le mois d'avril lui-même est très-discutable. D'un autre côté, le mois de septembre serait mieux placé, je crois, dans la saison chaude, et alors, les deux périodes n'étant pas les mêmes, il se pourrait que les proportions fussent changées.

Jusqu'à ce que nous possédions des données plus certaines sur ce point, il est bon d'observer encore, et il est prudent de ne pas se prononcer sur l'influence absolue des saisons dans le développement de la rage.

Durée de l'incubation. — Un chien vient d'être mordu; on ne sait pas si l'animal qui l'a mordu était enragé. Combien de temps devra-t-on condamner la victime à la séquestration pour être à l'abri de toute inquiétude?

Dans l'état actuel des choses, lorsqu'un chien a été mordu ou qu'on est fondé à croire qu'il l'a été par un animal enragé, la police prescrit qu'il soit enfermé et tenu à l'attache pendant un certain temps, au bout duquel elle permet qu'il soit mis en liberté, si aucun symptôme inquiétant ne s'est manifesté. Or, dans les lieux où cette mesure est adoptée, la durée de la séquestration n'excède nulle part quarante jours, et elle est plus souvent moindre. Pour que cette séquestration ainsi mesurée fût rationnelle, il faudrait qu'il fût constant que, dans aucun cas, l'incubation de la rage n'excède cette limite de quarante jours. Or, s'il est vrai que, le plus souvent, l'explosion de la rage chez un chien mordu se fasse avant le quarantième jour, à partir de l'inoculation, il est vrai aussi que, dans un certain nombre de cas, elle a lieu plus ou moins longtemps après ce délai. L'observation l'avait démontré pour quelques cas; mais l'observation seule était incapable de résoudre complétement la question et de lever toutes les diffi-cultés et les objections qui pourraient s'élever contre cette proposition.

C'était donc à l'expérience de révéler, à cet égard, la vérité, et faire connaître d'une manière aussi précise et aussi rigoureuse que possible, la limite au delà de laquelle il ne peut réellement plus y avoir aucun danger à rendre la liberté à l'animal suspect.

Renault était radical et tranchait la question en proposant l'*occision* immédiate d'après le système prussien, chaque fois que le chien qui a mordu paraît le moins du monde suspect, ou que le cas est douteux.

Voici sur quels faits il se basait : Il avait observé, pendant une période de vingt-quatre ans, que sur 131 chiens mordus sous ses yeux et à différentes reprises par d'autres chiens enragés, 68 ont été eux-mêmes atteints de la rage. De ce nombre, 31 sont devenus enragés après le quarantième jour, et un après le cent dix-huitième jour. Les autres le sont devenus dans le cours de cette longue période.

La conclusion à tirer, c'est que l'incubation peut durer cent dix-huit jours, c'est-à-dire quatre mois. Il faudrait donc observer pendant quatre mois au moins, et rien ne prouve qu'un chien ne puisse devenir enragé après quatre mois ; puisque, les 63 qui n'avaient encore rien éprouvé après quatre mois ont été soumis à d'autres expériences.

Youatt a observé un cas de rage développée chez un chien à cinq mois, et un autre à sept mois.

Ce dernier terme est confirmé par M. Bouley, qui en a observé lui-même un cas.

Il faut donc, si l'on veut avoir des chances de préservation, ou séquestrer l'animal pendant sept mois, ce qui est déjà fort difficile et fort pénible, ou se décider à l'occision immédiate proposée par Renault.

J'avoue que, jusqu'à ce qu'il soit démontré scientifiquement qu'un terme prochain peut être assigné au développement de la rage, je conseillerai le sacrifice de l'animal, malgré ce qu'offre de répugnant cette sorte de tuerie.

Je sais bien que le général Morin a rappelé à l'Académie des sciences (1), que cet usage, établi depuis quarante ans dans la ville de Strasbourg, venait d'être abandonné. Mais quel est celui de nous, Messieurs, qui, une fois instruit des dangers de la rage et de l'incertitude qui règne sur la durée de l'incubation, voudrait, même après un laps de temps assez long, sept mois si vous voulez, vivre avec un animal qui aurait été mordu par un chien soupçonné enragé? Partisan du principe qui a dicté la loi Grammont, je regarde cependant comme bien plus importante la conservation de la vie d'un homme que celle de tous les chiens qui pourraient être indûment occis.

Jusqu'ici on avait attribué à l'incubation de la rage chez l'homme une durée presque indéfinie, par suite d'histoires plus ou moins apocryphes. Mais l'enquête a fourni des résultats importants et certains :

Dans 224 cas, où l'on a pu noter l'époque précise de l'inoculation, on est arrivé aux résultats suivants :

La rage s'est déclarée 1 mois après dans 40 cas.
               de 1 à 3   —   140
               de 3 à 6   —   30
               de 6 à 12   —   11

Ainsi se vérifie ce fait capital, dont M. le professeur Tardieu a plusieurs fois fait ressortir la portée, à savoir,

---

(1) Séance du 12 janvier 1863.

que presque toujours les effets redoutés de la contagion rabique ne se font pas attendre au delà de quelques semaines chez l'homme, et ce n'est qu'exceptionnellement que l'explosion de la rage est retardée jusqu'à trois mois, et plus exceptionnellement encore jusqu'à un an.

L'âge semble exercer une certaine influence sur la durée de l'incubation, et cette durée est en raison directe de l'âge des individus. Chez les vieillards, par exemple, la rage met plus longtemps à se manifester que chez l'enfant, ce qui est la conséquence de la loi physiologique par laquelle la circulation est plus rapide dans l'enfance que dans un âge plus avancé.

Transmission de la rage à l'homme. — Chaque fois que l'homme est mordu par un animal enragé, il n'est pas nécessairement atteint de la rage. Dans certains cas, c'est parce qu'il n'y a pas eu inoculation ; dans d'autres, c'est parce que l'inoculation du virus n'a pas produit de contagion.

Le virus n'est pas toujours inoculé par suite de la présence des vêtements ou des poils qui essuient la dent de l'animal et absorbent la salive virulente.

On ne connaît pas le rapport qui existe entre les cas d'inoculation certaine et ceux de contagion, mais l'enquête ne tardera pas à nous fournir des résultats exacts, l'attention étant tournée de ce côté-là.

Quels sont les animaux qui inoculent le plus souvent la rage à l'homme? Sur 319 cas de rage communiquée à l'homme et relevés pendant une période de douze ans:

271 l'ont été par des chiens,
 31   —   loups,
 14   —   chats,
  1   —   un renard,
  1   —   une vache,
 11 (origine inconnue).

Le chien est donc l'animal par lequel la rage est transmise le plus souvent.

Mais le fait le plus intéressant qu'ait relevé l'enquête, c'est la contagion rabique par les herbivores. M. Bouley n'en connaissait pas d'exemple lors de la rédaction de son Rapport, et M. le professeur Tardieu a cité le fait d'un berger, âgé de vingt-deux ans, mordu par une vache qui tenait la rage d'un chien ; ce berger a été pris de la rage au bout de trente jours, et il est mort en deux jours (1).

Quant aux *espèces* de chiens, ce sont les plus familières qui ont fourni le plus de cas de contagion, et cela s'explique par le contact plus fréquent qui existe entre l'homme et ces espèces.

La contagion se montre plus incertaine à mesure que le virus a passé par un plus grand nombre d'individus. Il semble que le virus perd en effet une partie de son énergie en se transmettant un grand nombre de fois.

Des diverses sortes de rage dans l'espèce humaine. — Le plus souvent, l'homme est atteint de rage par suite de la morsure d'un animal enragé ; mais il n'en est pas

---

(1) Discours prononcé à l'Académie de médecine, le 15 septembre 1863.

toujours ainsi, et il paraît qu'on observe quelquefois chez l'homme une sorte de rage spontanée, et que la rage peut provenir encore d'une autre origine que d'un animal enragé. De là, la division établie par le docteur *Vernois* dans l'étude de la rage chez l'homme (1) :

1° *Rage spontanée ;*

2° *Rage communiquée* $\begin{cases} a. \text{ par un chien non enragé,} \\ b. \text{ par un chien enragé,} \\ c. \text{ par l'homme enragé.} \end{cases}$

1° *Rage spontanée* — On est encore peu fixé sur les prodromes de cette espèce de rage, qui a été décrite par plusieurs observateurs, savoir :

Villermé et Bróllier dans le *Dictionnaire des sciences médicales,*

M. Jolly dans le *Dictionnaire en 15 volumes,*

M. Bellenger, de Senlis, dans les *Lettres sur la rage* (2),

M. Gintrac père, dans un mémoire publié par le *Journal de médecine de Bordeaux* (3),

M. Boudin dans le *Recueil de médecine, de chirurgie et de pharmacie militaires* (4),

Un cas observé par le docteur Barthez, à l'hôpital Sainte-Eugénie, peut être rangé dans cette catégorie, puisqu'on n'a pu trouver aucune apparence d'inoculation.

---

(1) Discours prononcé à l'Académie de médecine, le 22 septembre 1863.

(2) Ouvrage déjà cité.

(3) Numéros d'août, septembre et octobre 1862.

(4) Tome VIII, deuxième série, 1862.

Enfin M. Ely, médecin militaire, en a envoyé tout récemment une observation à l'Académie de médecine. (1)

J'ai moi-même observé un cas de rage qui me paraît rentrer dans cette classe.

Vers le milieu de 1857, on apporta à l'hôpital de Marseille une femme dans le service de M. le professeur *Bertulus* dont je suivais la clinique.

Cette femme, agée d'une cinquantaine d'années, présentait tous les symptômes de la rage, et cependant on ne put, soit par elle-même, soit par sa famille, découvrir aucune circonstance pouvant expliquer la transmission de cette maladie. Nous la vîmes le matin, à huit heures, au moment de la visite; elle eut en présence des élèves une crise, et une heure après, on nous apprit qu'elle avait succombé sans que le professeur, homme d'une expérience consommée, eût reconnu aucune lésion organique, ni les symptômes d'aucune affection caractérisée, autre que la rage.

L'autopsie fut faite, et nous ne trouvâmes rien qui pût nous expliquer une mort aussi prompte.

Chacun fit ses hypothèses. Pour moi, j'aurais volontiers admis l'explosion spontanée de la rage, si je n'eusse craint de commettre une hérésie médicale. Mais comme depuis, le même fait s'est présenté à divers observateurs capables de l'apprécier, je publie celui-ci comme venant à l'appui de l'idée soutenue en ce moment par le docteur Vernois et d'autres célébrités médicales.

(1) Séance du 6 Octobre 1863.

C'est à cette espèce de rage que me semblent se rapporter une foule de cas racontés par le vulgaire en termes assez extraordinaires, mais qui cependant ont été acceptés par des auteurs sérieux.

Telle est l'histoire de ce jeune homme qui, ayant été mordu en même temps que son frère, partit pour l'Amérique, où il demeura quinze ans. A son retour, il apprit que son frère était mort enragé, et il fut pris lui-même de la rage.

Ou il faut admettre que le virus rabique peut attendre quinze ans à faire explosion; ou, si le récit est exact, il faut voir là un cas de rage spontanée sous l'influence d'un souvenir pénible.

M. Sanson (1) raconte que le professeur *Vatel*, médecin-vétérinaire, ayant été mordu par un chien malade, quoique non enragé, se fit cautériser profondément par le docteur Ricord. La plaie guérit sans accident. Néanmoins, Vatel en fut si vivement impressionné, qu'il lui fut désormais absolument impossible de tolérer la vue d'un chien libre et à sa portée, sans en ressentir un sentiment pénible, que tous les efforts ne purent jamais dissiper.

Renault, dans l'éloge du professeur vétérinaire *Barthélemy* aîné (2), qu'il prononça en 1856 à la Société impériale et centrale d'Agriculture, rapporte que ce praticien avait été mordu par un chien enragé. Bien qu'il se fût cautérisé immédiatement, il en conçut et conserva une terreur telle, qu'à partir de ce moment, non-seulement

---

(1) *Loco citato*, page 74 et suivantes.
(2) Ancien Président de l'Académie de médecine.

il ne put supporter la vue d'un animal atteint de la rage, mais qu'il éprouvait un sentiment d'inexprimable angoisse lorsque le nom de cette maladie était prononcé devant lui.

Dans ces deux cas, il n'y a pas eu rage confirmée, mais il faut tenir compte de la force de caractère de ces deux savants qui, grâce sans doute à leur énergie morale, n'eurent que les premiers symptômes de la maladie, tandis que, chez une nature moins bien trempée, la rage se serait probablement confirmée.

Quelques auteurs ont exagéré l'influence morale pour le développement de la rage et n'ont vu dans cette maladie qu'une affection nerveuse, regardant le virus rabique comme un mythe. C'est une erreur démontrée par l'enquête. En effet, sur les 349 cas de rage confirmée observés pendant la période duodécennale, il y a eu 30 enfants à la mamelle, qui, après avoir été mordus, sont devenus enragés. Où trouver chez ces enfants l'impression morale?

2° *Rage communiquée.*—a. *Par un chien non enragé.*—Le docteur Camille *Gros* (1) relate dans sa thèse (2) plusieurs faits de cette espèce de rage, et entre autres, le cas d'un jeune homme de vingt ans, fort et robuste, garçon marchand de vin à la Villette qui fut placé à l'hôpital Lariboissière, dans le service de M. le professeur Tardieu. Ce jeune homme avait tous les symptômes de la rage, auxquels il succomba deux jours après l'invasion. Les informations apprirent que cinq semaines auparavant, ce jeune homme avait été mordu par un chien du voi-

_____

(1) Professeur suppléant à l'École de médecine d'Alger.
(2) Faculté de médecine de Paris—1863.

sinage en voulant le garantir des attaques d'un autre chien. Le chien qui avait fait la morsure fut retrouvé plein de vie et de santé.

L'*Union médicale* (1) relate un fait dans lequel le docteur *Valentin*, chirurgien de l'hôpital de Vitry-le-François, eut à soigner un malheureux qui succomba à la rage que lui avait communiquée son chien malade, mais non enragé.

Le *Journal de médecine et de chirurgie pratiques* (2) cite un cas de rage survenue chez un homme, quarante-quatre jours après avoir été mordu par un petit chien que l'on ne considéra point comme enragé.

Le même journal (3) donne un autre cas de rage développée chez un vieillard qui avait été mordu par un chien non enragé ; et enfin il raconte en détail l'histoire d'un prisonnier soigné par M. *Wade*, et qui fut pris de rage, quoiqu'il eût été mordu par un chien qui n'était pas enragé.

b. *Par un chien ou un autre animal enragé.* — Je n'ai rien à dire de particulier à cette espèce de rage dont la transmission n'est douteuse pour personne.

c. *Par l'homme enragé.* — Le docteur Vernois (4) raconte qu'il y a une vingtaine d'années, il fut témoin d'un fait dans lequel il a tenu presque à rien qu'un éminent chirurgien fût victime de ce genre de contagion.

---

(1) Numéro du 6 Septembre 1856.
(2) Article 2893.
(3) Article 1701.
(4) *Loco citato.*

M. Vernois était alors son élève. En voulant examiner
la gorge d'un malade, le chirurgien fut fortement mordu.
Le lendemain, ce ne fut pas sans un sentiment d'effroi
qu'il reconnut que cet homme présentait tous les signes
de la rage. Quelque temps après, il éprouva lui-même
des symptômes morbides qui, pour tout autre, auraient
été capables de frapper l'imagination ; mais grâce à
l'énergie de son caractère et à son amour pour le travail,
il put conjurer le danger qui le menaçait.

Nous ne possédons pas de cas authentique de rage inoculée par un homme enragé, aussi je n'accepte cette
transmission que sous toute réserve.

Hérédité. — Un fait qui s'est passé à l'Ecole vétérinaire d'Alfort et qui est relaté dans le *Moniteur de
l'Agriculture* (1) semble démontrer la transmission de
la rage par hérédité.

Deux chiennes furent conduites à l'Ecole après avoir
été mordues par un chien enragé. Elles mirent bas quelques jours après, et succombèrent à la rage. On les voyait
tantôt douces et calmes, donner à téter à leurs petits et les
lécher tendrement ; tantôt, la maladie reprenant le dessus,
elles se débattaient, plus furieuses que jamais, jusqu'à
ce qu'un de leurs petits fît entendre un cri ; alors elles
revenaient à eux et recommençaient à les allaiter et à
leur prodiguer des témoignages d'affection.

Après la mort des chiennes, on nourrit les petits avec du
lait, qu'ils burent d'abord avidement ; mais ils ne tardèrent

---

(1) Année 1862.

pas à refuser toute nourriture, et, malgré les soins qu'on leur donna, ils expirèrent successivement à la suite d'accidents convulsifs.

Si les petits avaient pu être soustraits aux lèchements de leurs mères, la question de l'héridité me paraîtrait résolue; elle ne peut donc pas l'être encore.

V. TRAITEMENT.

Le *traitement* se divise en *préservatif* et *curatif*.

Traitement préservatif.—La *taxe* sur les chiens a-t-elle diminué les cas de rage, comme on l'espérait? Voici ce que donne l'enquête sur ce point : pendant les six années qui ont précédé la taxe, il y a eu en France 164 cas de rage humaine, et pendant les six années qui se sont écoulées depuis l'établissement de l'impôt, on a observé 104 cas.

La différence, qui est de 60 en faveur de la deuxième période, semble donner une certaine importance à la taxe, quoi qu'en aient dit Renault, M. Vernois et quelques autres auteurs (1).

Le docteur Blatin explique la fréquence de la rage malgré la taxe : il prétend qu'on a souvent considéré comme enragés et abattu avec une facilité croissante des animaux qui ne l'étaient nullement. Il cite à ce propos une lettre adressée à la Société protectrice par

(1) D'après M. Vernois, l'impôt n'a fait disparaître, la première année, que 10,000 chiens sur 1,700,000 qui existaient en France; la deuxième année, les choses sont revenues à leur état primitif, moins une diminution insignifiante de 2,345 chiens.

M. Armand *Durantin*, avocat à la Cour impériale de Paris, et dans laquelle l'auteur signale le mode abominable de transport des chiens dans les wagons de chemins de fer, comme donnant lieu fréquemment à des scènes regrettables d'inhumanité, de panique et de mort violente pour ces pauvres bêtes.

Les wagons reçoivent et rendent les voyageurs à des stations différentes. Or, qu'arrive-t-il? Un voyageur descend, il réclame son chien ; on est pressé, on se trompe de cabanon, on ouvre, et c'est le chien d'un autre voyageur qui s'élance dans la campagne. Le temps manque pour le rattraper : *Ce n'est qu'un chien perdu*, disent les employés. Or, savez-vous ce qu'il advient de ce chien perdu? Terrifié par la séparation d'avec son maître, par le bruit de la locomotive, il fuit à travers champs, errant de village en village, mourant de faim et de soif, poursuivi par les clameurs et les pierres des enfants, il termine sa course désolée sous les coups de bâton d'un paysan ou sous les dents d'une fourche.

Le même auteur regarde comme indispensable, d'après l'origine qu'il attribue à la rage spontanée, de rétablir l'équilibre entre les sexes, et il veut que chaque animal porte une marque obligatoire, et qu'en l'absence de ce signe protecteur, il soit tenu pour abandonné et suspect, et détruit de la manière la moins cruelle et la plus prompte. De plus, que l'autorité rende le propriétaire du chien enragé civilement responsable des accidents qu'il pourrait produire, conformément à l'article 475 du Code pénal, ce qui me semblerait ne pas devoir faire l'ombre d'un doute.

Il n'en est pas de même du préservatif suivant, imaginé par M. *Bourel*, vétérinaire distingué, et approuvé par

M. Blatin. Je veux parler de l'émoussement des crochets et des incisives, opération qui, au dire de ces auteurs, empêcherait l'animal de mordre, ou du moins ne permettrait pas aux dents de pénétrer.

M. Blatin commence par dispenser de cette opération les chiens destinés à la chasse du loup, du renard et du sanglier, ce qui forme une assez vaste catégorie. De plus, je trouve le moyen un peu cruel pour nous venir sous le patronage d'un membre de la Société protectrice des animaux, et au moment où la sensibilité pour les bêtes est un peu exagerée par suite des lamentations peu mesurées de nos voisins d'outre-Manche.

Quoi qu'en dise M. Blatin, j'ai de la peine à croire que le chien supporte impunément une opération qui ne lui permettra plus de déchirer sa nourriture, comme il en a l'habitude. Enfin, je ne suis pas édifié sur les avantages que procurerait cette pratique, attendu qu'il me paraît difficile que les dents du chien puissent être brisées sans qu'il reste sur les tronçons des pointes aiguës, dont la piqûre serait plus pénétrante que celle de la dent elle-même.

L'opération proposée par MM. Bourrel et Blatin aurait donc besoin d'une expérimentation plus complète pour être appréciée à sa juste valeur.

La *muselière* jouit depuis longtemps d'une grande faveur en France; mais elle n'y est pas appliquée d'une manière rationnelle, ni assez surveillée par l'administration.

Cette mesure, prise dans les premiers mois de 1854, en Prusse, y a produit des résultats si remarquables, que

Renault les a proclamés bien vite à la tribune de l'Académie, des sciences (1).

Il a raconté que de 1845 à 1854, le nombre des cas de rage observés à Berlin était de 278, soit 28 en moyenne par année, tandis qu'on n'en avait observé :

> En 1854, que 4 cas.
> 1855. 1
> 1856, 1

et aucun cas de 1857 jusqu'à 1862.

Ces résultats étaient trop merveilleux pour ne pas captiver d'un côté certains esprits, et de l'autre, soulever des contradicteurs sérieux.

M. Bouley, dans son rapport n'a pu se défendre de concevoir des doutes sur leur authenticité absolue. Il paraît, du reste, que depuis la publicité que Renault leur a donnée en France, ils ont été contestés à Berlin même, et qu'ainsi ce vétérinaire aurait été trompé par des communications administratives inexactes.

Tel qu'il se pratique chez nous, le musellement est complétement illusoire, et autant vaudrait, pour satisfaire aux prescriptions réglementaires, figurer avec un pinceau, sur la tête des chiens, le tracé d'une muselière.

Le chien a les cavités nasales trop étroites pour respirer exclusivement par le nez, comme le fait le cheval ; il faut qu'il respire par sa gueule béante, qu'il transpire par sa langue et toute sa cavité buccale ; il faut conséquemment

---

(1) Séance du 21 avril 1862.

qu'il puisse ouvrir les mâchoires, sans qu'il lui soit possible de mordre.

La récente exposition au Jardin d'Acclimatation a montré deux appareils qui pourront peut-être servir à la solution du problème : l'un est l'appareil de M. *Charrière*, de Lausanne; l'autre a pour inventeur M. *Goubaud*, professeur à Alfort.

Tous les deux sont formés de deux pièces articulées, plus longues que les mâchoires du chien, susceptibles de s'écarter sous l'influence de l'action des muscles qui ouvrent la bouche, et, quand la bouche se ferme, pouvant revenir sur eiles-mêmes par l'action d'un ressort très-simple (4).

Grâce à cet ingénieux mécanisme, le musellement deviendra peut-être une vérité, et si l'expérience consacre ce résultat, M. Bouley se ralliera à la mesure dont il critique aujourd'hui l'application, « car, s'il est vrai, dit-il, que c'est surtout dans l'intérieur des maisons que se produisent les accidents de morsures, on doit reconnaître que les chiens qui les causent ont été, eux, mordus à l'extérieur, dans leurs pérégrinations à travers les rues, et ils n'ont pu être mordus, que parce que leurs agresseurs n'avaient pas de muselières, ou n'en portaient que de fictives (2). »

M. Sanson rejette toute espèce de muselière, et voudrait que le public ne s'en fiât qu'à lui seul du soin

---

(1) M. Lemarié, libraire et Conservateur de notre Musée, possède une muselière construite d'après le même système, et dont l'invention est due à M. Gérain.

(1) *Loco citato.*

de se préserver, par la connaissance vulgarisée des symptômes de la rage.

Quant à M. Blatin, il n'accepte que la muselière de M. Charrière, de Lausanne, et encore ne veut-il la voir employer que dans les wagons et les voitures publiques.

S'il m'est permis d'émettre une opinion, je dirai que je ne vois pas d'inconvénient à employer les muselières bien faites. Elles peuvent être préservatrices et ne sauraient avoir les inconvénients des muselières ordinaires, qui ne préservent de rien ou qui compriment d'une façon dangereuse les voies respiratoires de l'animal.

Traitement curatif. — Lorsqu'une morsure est produite, le seul moyen à employer, c'est la *cautérisation* et la cautérisation avec le *fer rouge*. Il est démontré, en effet, que ni le nitrate d'argent, ni l'alcool, ni l'ammoniaque, ni le beurre d'antimoine (1) n'ont pu, dans certains cas, prévenir le développement de la rage, même lorsqu'on les avait appliqués sur les plaies d'inoculation très-peu d'instants après qu'elles avaient été faites.

Vidal, de Cassis (2), cite deux hommes qui furent mordus, à Marseille, par le même chien. L'un fut cautérisé par le *fer rouge*, l'autre par le *beurre d'antimoine;* celui-ci fut atteint de rage, et le premier en fut exempt.

Si cependant il était impossible d'avoir recours au fer rouge, qu'y aurait-il à faire? Mettre un lien serré entre la

---

(1) Chlorure d'antimoine.
(2) Pathologie externe, tome I.

plaie et le cœur, afin d'empêcher le virus de pénétrer
dans le torrent circulatoire, laver la plaie et la faire sai-
gner le plus possible, en attendant une cautérisation profonde, soit avec les acides énergiques, tels que l'acide
sulfurique, azotique, chlorhydrique, le nitrate acidé de
mercure, soit avec l'une des substances dénommées plus
haut, si les acides manquent.

Ainsi agit mon collègue, le docteur Ladmiral qui,
par une cautérisation profonde pratiquée après incision
de la plaie, préserva de la rage un domestique, mordu,
il y a quelques années, à Saint-Jean-d'Angély, par un
chien enragé.

Voici l'observation :

« Le nommé Texier était domestique chez M. Lair
« aîné, rue de Niort, depuis plusieurs années, lors-
« qu'il fût mordu à une jambe et à une main le 22 avril
« 1854, par un chien qui était dans la maison depuis
« un an environ et qu'il avait dressé lui-même à la chasse.
« — Depuis quelques jours cet animal, triste, abattu,
« était malade, ne mangeait plus et grondait sourde-
« ment quand on passait près de lui. Un jour, le
« domestique, mal avisé, rudoya le chien qui le mordit
« et disparut par la porte de l'écurie. Le pauvre animal
« ne revînt plus et on apprit quelque temps après,
« qu'ayant erré plusieurs jours, il avait été tué dans
« une contrée fort éloignée de la ville.

« Ayant été appelé deux heures après, j'incisai profon-
« dément les blessures, les lavai à l'eau tiède et les
« cautérisai avec le nitrate acide de mercure. La cica-

« trisation des plaies se fit rapidement et le jeune homme
« fut préservé de tout accident. »

Voici, du reste, les instructions données en 1862 par
M. le Préfet de police de Paris, sur l'avis du Conseil
d'hygiène. Elles résument en quelques mots tout ce qu'il
y a à faire, et ce que personne ne devrait ignorer :

« *Lorsqu'une personne a été mordue par un ani-*
mal supposé enragé, il convient d'appliquer tout de
suite, et profondément, sur les blessures, un morceau
de fer chauffé à blanc, un fer à plisser, un bout de
tringle, le manche d'une pelle, un fragment quel-
conque de forme étroite et allongée.

« *En attendant que le fer soit chauffé, on expri-*
mera les blessures, afin d'en faire sortir la bave ou
le sang qui les imprègne. On les lavera, si l'on peut,
avec de l'eau salée, de l'eau de chaux ou de l'eau
pure. Dès que le fer sera prêt, on essuiera prompte-
ment les plaies et on les cautérisera profondément. »

M. Girard, de Cognac, membre correspondant de notre
Société, m'a adressé sur un cas analogue, l'observation
suivante, que je me fais un plaisir de publier :

« Vers 1820, un boucher de Rochefort-sur-Mer, où
« mon père exerçait la profession de vétérinaire, possédait
« un énorme chien qui était atteint de rage; son maître
« l'ayant vu se jeter sur une brosse et la dévorer, et
« ne pouvant lui faire prendre aucune espèce de nour-
« riture, il se décida à le conduire à mon père, afin
« d'avoir son avis.

« Dès que celui-ci aperçut l'animal, il reconnut qu'il

« était enragé, et, d'un geste de la main gauche, il re-
« commanda d'éloigner le chien et de le faire abattre
« au plus tôt. Mais avant qu'il eût eu le temps de retirer
« le bras, la bête s'était précipitée sur lui, et, d'un coup
« de dent, lui avait déchiré le dessus de la main.

« Mon père se rappelle alors qu'il a un fer dans le
« foyer de sa forge, et, après l'avoir fait complètement
« rougir, il n'hésite pas à se l'appliquer sur la partie
« mordue. Par cette opération, il sut se préserver de
« la contagion, et il n'est mort que vingt ans après,
« sans jamais avoir ressenti la moindre atteinte de rage. »

Certains auteurs ont cru trouver un moyen curatif
dans l'incision des *lysses*, ou pustules que l'on a quelquefois rencontrées sous la langue des individus enragés.
Mais ces pustules manquent le plus souvent, et, lorsqu'elles existent, le moyen a échoué la plupart du temps;
c'est donc une hypothèse qui n'a pu résister à l'observation rigoureuse.

Dois-je, après cela, indiquer les trop nombreux, mais
très-impuissants spécifiques qui ont, au dire de leurs
inventeurs, la vertu de prévenir et de combattre la rage?
Il serait curieux de mettre sous les yeux de mes lecteurs
la liste incroyable des médicaments divers prônés par les
charlatans de toute espèce, si les bornes de mon travail
ne me forçaient à me restreindre. Quelques opinions sans
preuves, des formules appartenant à l'enfance de la phar-
macologie, qui toutes ont été publiées, puis sont tombées
dans l'oubli, et qui n'inspirent de la confiance que parce
qu'on les emploie mystérieusement, tel est l'arsenal de
cette pharmacopée banale, si elle n'est pas dangereuse; et

si, dans quelques cas rares, ces remèdes ont pu être utiles en relevant le moral des *croyants*, ils ont été nuisibles, la plupart du temps, en retardant ou en empêchant l'usage des moyens rationnels.

Cependant, si le malade est pusillanime et que l'on espère influencer favorablement son moral, qu'on le soumette à celle de ces pratiques qui paraîtra lui procurer le plus d'espérance, mais seulement après l'avoir cautérisé énergiquement et en confiant au médecin le reste du traitement.

M. Bouley en agit ainsi dans le cas suivant que j'emprunte à un de ses discours : (1)

« Il y a plus de vingt ans, à mes débuts dans le profes-
« sorat, un malheureux Bas-Breton, qui avait subi la
« morsure d'un chien enragé, fit à pied le voyage de Paris,
« pour venir boire à Alfort le fameux *breuvage de Cha-*
« *bert*. (2) Mon premier sentiment, et je dois ajouter
« mon tort, fut de rire de la crédulité du pauvre diable ;
« mon second, autre tort plus grave, de l'envoyer pro-
« mener en lui disant tout net que je ne pouvais rien
« pour lui ; mais j'avais affaire à un Bas-Breton qui, de par
« sa race était obstiné dans ses volontés et s'était promis
« d'arriver à ses fins. — « On m'avait bien prévenu, me
« dit-il, que vous me refuseriez, mais je sais que vous
« êtes bon malgré vos emportements, et je suis sûr que
« vous finirez par me donner ce que je vous demande.

---

(1) Prononcé à l'Académie de Médecine le 20 octobre 1863.

(2) Remède secret préparé par Chabert, alors directeur de l'école d'Alfort, comme préservatif de la rage.

« Quel parti devais-je prendre ? Céder évidemment et
« contenter ce malheureux.

« Je me rendis à la pharmacie et composai un breuvage
« de substances fortement sapides et odorantes dans lequel
« entraient le jalap et l'aloès. Mon homme l'avala d'un trait.
« Vous dire son exaltation, une fois qu'il l'eut dégluti, me
« serait impossible. Il était transfiguré; la joie jaillissait de
« ses yeux. Il partit avec la croyance qu'il n'avait plus de
« dangers à courir. Qu'est-il devenu ? Je l'ignore : mais s'il
« est mort de la rage, à coup sûr, il s'est trouvé exempté,
« pendant toute la période d'incubation, des terreurs dont
« il était poursuivi.

« Bien des fois, depuis cette époque, le souvenir du Bas-
« Breton m'est revenu en présence de personnes des rangs
« élevés de la Société qui, mordues par le chien qu'elles
« avaient envoyé à Alfort, n'étaient pas moins affectées
« que le paysan et pour lesquelles je n'avais plus la
« ressource de mon breuvage purgatif, parce que la *foi*
« leur aurait manqué qui, seule, pouvait donner des vertus
« à ce breuvage. »

Dans son rapport précité, M. le professeur Tardieu a pu
réunir 195 cas suivis de mort, pour lesquels il a noté avec
avec soin la manière dont ont été traitées les morsures
faites par des animaux enragés, et dont l'analyse a donné
le tableau suivant :

Pas de cautérisation,	111
Cautérisation tardive,	45
Cautérisation insuffisante,	39

Dans tous les cas, on voit manifestement apparaître
les funestes conséquences de la non-cautérisation des

morsures faites par les animaux enragés, et de la cautérisation tardive, c'est-à-dire de celle qui n'est opérée que plusieurs heures après l'inoculation.

Le docteur *Catelau*, des Hautes-Alpes, raconte que seize personnes et une ânesse ayant été mordues par un chien enragé, les seize personnes ont été immédiatement cautérisées, et non l'ânesse. Aucune des seize personnes ne contracte la rage, l'ânesse seule en est atteinte et succombe. (1)

VI. CONCLUSIONS.

Je me permettrai de placer sous forme de conclusions le résumé de mon travail, afin d'en graver les points essentiels dans l'esprit de mes lecteurs.

1° La rage ne se déclarant, le plus souvent, chez l'homme, qu'à la suite d'inoculations faites par les animaux enragés, entre autres par le chien, il est important d'étudier les symptômes de la rage chez le chien, afin de reconnaître, s'il est possible, cette maladie dès son origine.

2° Le développement spontané de la rage dans la race canine paraissant probable, il serait bon d'appliquer à tout

---

(1) Ce renseignement, de même que quèlques autres, ont été ajoutés au manuscrit que j'ai lu à la *Société Historique et Scientifique*; ils m'ont été fournis par la discussion sur la *rage*, encore pendante à l'Académie de médecine; et j'aurais eu du regret si je n'en avais pas fait profiter mes lecteurs.

chien, et en tout temps, une muselière bien faite, c'est-à-dire empêchant l'animal de mordre et lui permettant néanmoins de respirer.

3° Laisser aux chiens une plus grande liberté, tout en rendant les propriétaires responsables de leurs méfaits.

4° Abattre immédiatement tout chien qui vient d'être mordu par un autre animal suspect.

5° Si l'homme vient à être mordu, laver la plaie et cautériser profondément, surtout avec le fer rouge.

6° Enfin, obtenir de l'autorité administrative qu'elle répande dans toutes les communes des instructions rédigées par les Conseils d'hygiène de chaque arrondissement et qui seraient adressées à tous les Maires, Curés et Instituteurs, afin d'être lues plusieurs fois l'année aux populations rurales, et affichées dans tous les lieux et établissements publics.

C'est à ces conditions seulement que l'on viendra à bout, sinon d'éteindre cette terrible maladie, au moins d'en diminuer les ravages.

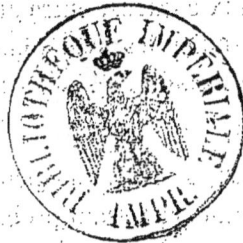

FIN.

TABLE DES MATIÈRES.

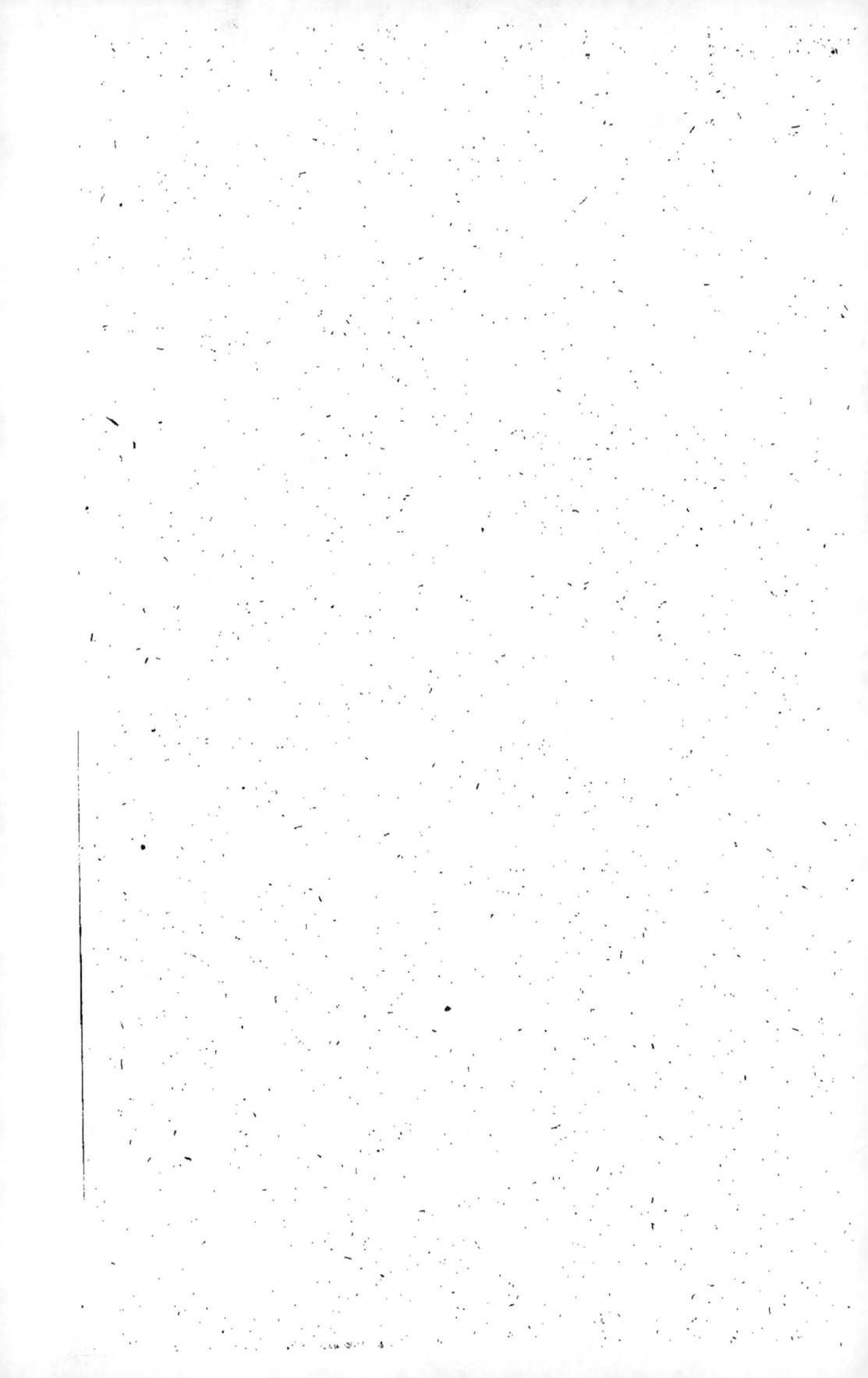

www.ingramcontent.com/pod-product-compliance
Lightning Source LLC
Chambersburg PA
CBHW070829210326
41520CB00011B/2173